PHYSIOLOGIE

DE LA

CHÈVRE-NOURRICE

AU POINT DE VUE DE

L'ALLAITEMENT DES NOUVEAUX-NÉS

PAR A. BOUDARD

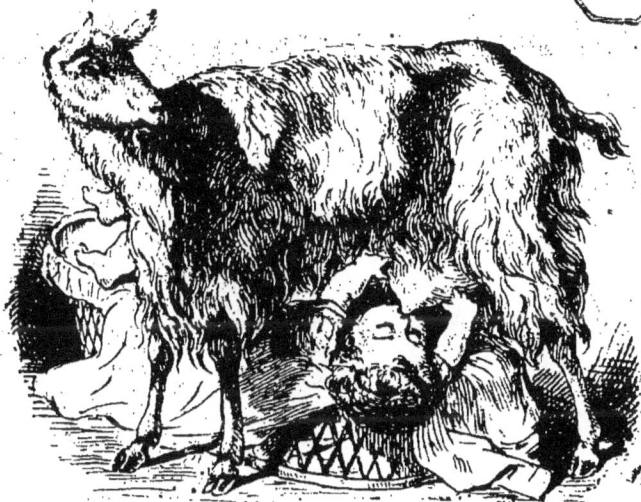

GANNAT

IMPRIMERIE DIDIER DAUBOURG

GRANDE-RUE

—

1873

PHYSIOLOGIE

DE LA

CHÈVRE-NOURRICE

AU POINT DE VUE DE

L'ALLAITEMENT DES NOUVEAUX-NÉS

PHYSIOLOGIE

DE LA

CHÈVRE-NOURRICE

AU POINT DE VUE DE

L'ALLAITEMENT DES NOUVEAUX-NÉS

PAR A. BOUDARD

ANCIEN INTERNE DES HOPITAUX DE PARIS,
MÉDECIN ET PHARMACIEN,
AUTEUR DE PLUSIEURS MÉMOIRES SCIENTIFIQUES,
DE PLUSIEURS EXPERTISES MÉDICO-LÉGALES,
EX-PRÉSIDENT DE LA SOCIÉTÉ DE PHARMAC. DE LA NIÈVRE,
MEMBRE DU CONSEIL D'HYGIÈNE ET DE SALUBRITÉ,
SOUS-INSPECTEUR DU SERVICE DES ENFANTS ASSISTÉS
DU DÉPARTEMENT DE LA SEINE, A GANNAT
(ALLIER)

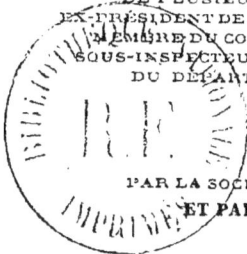

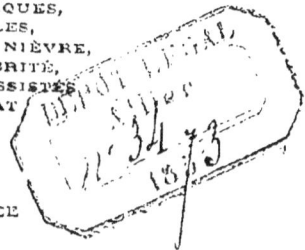

MÉMOIRE APPROUVÉ

PAR LA SOCIÉTÉ PROTECTRICE DE L'ENFANCE
ET PAR L'ACADÉMIE DE MÉDECINE

Quand la civilisation actuelle comparaitra au tribunal
de l'histoire pour avoir tué, détruit, laissé mourir,
par tous les moyens possibles, mêmes administratifs,
son avocat, comme circonstance atténuante, fera valoir
la CHÈVRE-NOURRICE.   TOUSSENEL.

————o◦o◦o————

GANNAT

IMPRIMERIE DIDIER DAUBOURG

GRANDE-RUE

—

1873

A

Madame la Comtesse de Bourgoing

Madame,

Si, après l'avoir soumis à l'appréciation des corps officiels, ce mémoire n'a pas semblé dépourvu d'intérêt, je n'hésite pas à reconnaître, qu'après avoir daigné en accepter la dédicace, vous lui ajoutez un intérêt particulier qui en fait toute la valeur.

C'est donc avec le plus profond sentiment de gratitude et de reconnaissance que je viens vous en offrir l'hommage respectueux.

A. BOUDARD.

INTRODUCTION

En présence de la mortalité des nouveaux-nés d'un jour à un an, qui oscille
entre cinq et quatre-vingt-dix pour cent
(Devilliers) :

Cinq pour cent dans une partie du département du Rhône ;

Onze pour cent, Creuse, Basses-Pyrénées ;

Treize pour cent, Indre ;

Quatre-vingt-dix pour cent, Loire-In-
férieure ;

En présence de certains pays qui dou-
blent leur population en cinquante ans,
alors qu'il faut à la France aujourd'hui
deux cents ans pour atteindre le même
résultat ;

En présence des causes multiples qui
accusent notre dégénérescence physique
et morale ;

En présence, enfin, de la triste réalité,
sera-t-il permis à un simple ouvrier de la
pensée, à un modeste médecin, de chercher à remédier à la plus puissante de ces
causes, en soumettant aux jugements, aux
lumières de l'opinion publique, des obser-

vations positives, des résultats palpâbles,
des exemples vivants, des faits parlants?

Convenons-en tout de suite : c'est l'a-
bandon de l'allaitement maternel avec
toutes ses conséquences, qui convie la
mort à venir faucher, dès le seuil de la
vie, à venir moissonner, dès l'aube, puis
tout le jour, transformant ainsi son travail
tardif, nocturne et crépusculaire en un
travail facile, matinal et quotidien.

Remédier à cet abandon et à ses conséquences, c'est ramener la mortalité à
l'état normal; c'est procurer à la France
son contingent annuel (cent vingt et un
mille individus).

En effet, sur neuf cent mille naissances
annuelles, nous constatons cent soixante-
sept mille décès; mais si la mortalité était
ramenée à son état normal, la mort ne
devrait prélever que quarante-six mille
individus : le bénéfice serait donc de cent
vingt et un mille par an !...

Remédier insensiblement, graduellement à l'abandon de l'allaitement maternel
quand il est forcé ; indiquer la possibilité
d'y parvenir dans le présent et dans l'avenir : tel est le but que nous nous proposons d'atteindre.

Améliorer sans détruire, réparer sans
renverser, tel est aujourd'hui le devoir de
toute administration en général et de chacun de nous en particulier.

Des paroles pompeuses, des phrases
creuses, des utopies impossibles, des am-
bitions déplacées, des ignorances outre-
cuidantes, pétries d'orgueil et de vanité,
nous ont conduit où nous sommes.

N'est-il pas temps, enfin, d'entendre en
écoutant, de voir en regardant, d'examiner
en touchant, de reconnaître, en un mot,
qu'il nous faut commencer par le commencement si nous voulons nous corriger
un tant soit peu sérieusement?

Les bons meurent prématurément et les
mauvais, dit-on, survivent. Pour nous, si
nous contribuons à sauver du trépas un
seul nouveau-né, nous croirons avoir
rempli notre tâche et, d'autant mieux, que
peut-être aurons-nous conservé à la vie
un bon cœur, une belle âme, une haute
intelligence... qui sait?

Que chacun donc, dans sa sphère, s'ef-
force de produire un équivalent à notre
labeur, et la France ne s'en trouvera pas
plus mal!...

PHYSIOLOGIE

DE LA

CHÈVRE-NOURRICE

AU POINT DE VUE DE

L'ALLAITEMENT DES NOUVEAUX-NÉS

La réalité est importune, l'humanité est pleine de contradictions ; les choses les plus vulgaires sont celles qu'on néglige le plus ; leur utilité étant permanente, la routine aveugle s'en empare et les soustrait à un examen réfléchi.

Le lait est un aliment avec lequel tout être vivant est obligé de se mettre en rapport dès le premier jour de sa naissance, pendant le premier âge surtout et nous, une fois au moins par jour, pendant le reste de notre existence ; cependant, il est universellement ignoré ou mal connu.

Chacun sait combien il est difficile de se procurer du bon lait.

A Paris et dans les grands centres, pour
l'usage alimentaire, on n'emploie que du
lait de vaches et il est constamment mauvais. Les animaux qui le fournissent sont
presque toujours renfermés dans des éta-
bles étroites, mal aérées, d'où ils ne sortent
jamais. Le manque d'exercice, le genre de
nourriture, autant que la viciation de l'air
qu'ils respirent continuellement, rendent
ces animaux fréquemment et promptement
phthisiques.

Si l'on considère que la phthisie (tuberculose pulmonaire) et la fièvre typhoïde,
(tuberculose intestinale). moissonnent plus
de la moitié de la population des grandes
villes, n'est-on pas en droit d'admettre
qu'il y a une relation intime entre le chiffre
des malheureux qui succombent à la fleur
de l'âge et cette immense consommation
de mauvais lait, dont la quantité dépasse
de beaucoup à Paris cent mille litres par
jour ou plus de mille hectolitres (Chevalier) ?

Dans la plupart des cas, les tuberculoses
du poumon et de l'intestin chez la jeunesse,
ne sont-elles pas la conséquence de la
tuberculose de l'animal ?

Quel est le médecin, sérieux observateur,
qui dans sa pratique n'a pas été à même

d'observer la contagion de la phthisie par l'atmosphère d'une alcôve?

Ainsi, un jeune couple entre en ménage : l'un des deux conjoints est phthisique ; mais le mal n'est pas assez confirmé avant le mariage pour en empêcher la réalisation ; supposons que ce soit le mari. La jeune femme, elle, offre une santé parfaite, jamais dans sa famille aucun cas de phthisie n'a été constaté.

Le jeune homme au contraire présente quelques doutes ; trois mois après son mariage, il succombe d'une phthisie bien confirmée, malgré tous les soins de sa jeune épouse qui a voulu continuer à partager sa couche.

Pendant ces trois mois, la jeune femme a donc respiré l'air expiré par son mari.

Deux, trois mois après l'avoir perdu, un peu plus, un peu moins, la jeune femme succombe à son tour victime de son dévouement.

Nous en appelons au témoignage de tous nos confrères, si le fait est vrai par l'intermédiaire de l'air expiré, comment ne pas admettre qu'il puisse se produire par l'ingestion quotidienne d'un lait provenant d'animaux atteints de la même maladie,

surtout quand nous savons que le lait est
la quintescence, la reproduction fidèle d'une
constitution bonne ou mauvaise?

Quand il s'agit de confier un enfant à
une nourrice, on a grand soin de la choisir
bien portante ; l'on se garderait bien de
confier un enfant à celle chez qui on soup-
çonnerait le plus léger symptôme de phthisie pulmonaire ; cependant, nous nourrissons tous les jours nos enfants et nous
employons pour nous-mêmes le lait de
vaches dont le poumon est rempli de tuber-
cules (Guersent).

Il y a longtemps que M. Bouchardat,
aujourd'hui président de l'Académie de
médecine, a constaté que le lait des hôpitaux était mauvais, et c'est à son initiative
qu'est due la vacherie appartenant à l'Assistance publique.

Aujourd'hui, nous, son élève, presque
son compatriote, nous venons dire à l'égard
du lait :

« Dans l'état actuel des choses, les hôpi-
» taux sont aussi mal servis que le reste de
» la population.

» Le riche et le pauvre, sous le rapport
» du lait, sont sur le pied de la plus par-
» faite égalité ; c'est-à-dire que les uns et

» les autres, dans les grandes villes, n'ont
» que du lait sophistiqué.

« Pour ceux qui croient recevoir tous les
» jours du lait pur, exempt de fraude, nous
» ne voulons pas les désillusionner, mais
» qu'ils sachent au moins que le lait, une
» fois sorti des glandes où la nature l'a
» préparé, ne se conserve pas, qu'il se dé-
» compose tout de suite en laissant séparer
» ses principes constituants (beurre, ca-
» séum, sérum etc.), et que nous, orgueil-
» leux chimistes, nous ne pouvons conser-
» ver que des débris. »

Le premier, le plus précieux, le type de
tous les aliments, la nature bienfaisante
l'apprête elle-même pour satisfaire aux
premiers besoins de la vie ; mais elle ne
permet pas qu'on y touche sans l'altérer.

De soi-même, sans cause apparente, le
lait perd immédiatement ses qualités inti-
mes, indispensables à la première enfance,
et il se transforme tout de suite en pro-
duits nouveaux sans trait-d'union entre eux
(acide butyrique, caséine, lactine, etc.)

C'est donc à la source même qu'il faut
aller puiser ce premier de tous les aliments
pour la première enfance, et encore faut-il
que cette source ne soit point susceptibl

d'être troublée dans ses cryptes mysté-
rieuses par des causes apparentes ou oc-
cultes, ni que des infiltrations morbides,
c'est-à-dire des virus, ne viennent en altérer la pureté avant la pression des lèvres
du nouveau-né! Nouveau-né!..... nous
avons prononcé le mot!..... Nous voici
entré dans le domaine des faits; comment aborder cet immense et intéressant
sujet?.............................

Tout le monde sait que la chèvre est la
vache du pauvre; mais ce que tout le
monde ne sait pas, ou ne veut pas savoir,
c'est que la chèvre peut suffire à tous ses
besoins.

Par une contradiction singulière, qui est
une conséquence de l'humanité, le riche,
l'homme bien portant, repoussent cet animal, l'excluent loin d'eux, sous prétexte
qu'il porte préjudice à leurs bosquets, à
leurs parcs, à leurs forêts, alors qu'ils y
protégent des daims, des cerfs, des chevreuils, dont le préjudice est le même,
moins l'utilité qu'ils méconnaissent tant
qu'ils sont riches et bien portants.

L'homme riche devient-il pauvre! l'homme bien portant vient-il à être malade!
Oh! alors, le puissant d'hier sourit à la chè-

vre qu'il repoussait naguère; le malade
l'envoie quérir et l'accueille jusque dans
son anti-chambre. Au milieu des différences qui existent entre le pauvre et le riche,
sous les contrastes que nous offre la vie
humaine, règne cependant une vérité commune pour tous. Cette vérité nous allons
chercher à la dégager, afin de la faire ser-
vir aux besoins de chacun, jeunes ou vieux,
riches ou pauvres, bien portants ou aux
prises avec la maladie; cette vérité la voici:

« Dans l'état actuel de notre civilisation,
» malgré les pages éloquentes de Rous-
« seau, mille circonstances empêchent et
» doivent empêcher plus d'une jeune mère
» d'allaiter son enfant: de là, la nécessité
» de recourir à un allaitement mercenaire
» ou artificiel.

» L'allaitement artificiel (biberon) est
» jugé; l'allaitement mercenaire sur lieu
» ou à la campagne, offre autant d'incon-
« vénients que d'avantages, si non plus.

» Il s'agit donc d'offrir à la jeune mère,
» un suppléant qui n'ait ni les inconvé-
» nients de la nourrice, ni les effets mor-
» tels du biberon.

« Ce suppléant, c'est la chèvre-nourrice. »
Comme beaucoup d'autres animaux do-

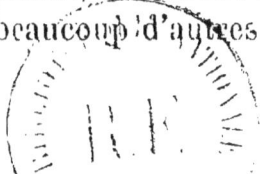

2

mestiques, la chèvre offre un curieux exemple de l'ingratitude, de l'inconstance, de la légèreté des classes riches. Le malheureux seul reconnaît et apprécie son utilité pendant qu'elle vit et même après sa mort.

Ainsi, non-seulement l'homme riche l'exclut et la repousse loin de lui, uniquement par ignorance de ses propres intérêts et de l'utilité qu'il pourrait en retirer; mais encore la grande dame, que pare un beau châle de l'Inde, du Thibet, de Cachemire ou de Ternaux, détourne la tête quand elle rencontre une chèvre se rendant au domicile d'un phthisique expirant !

Les malheureux habitants de nos départements montagneux considèrent la chèvre comme leur seule et unique ressource ; ils savent porter son deuil longtemps après sa mort en se couvrant chaudement de sa peau pendant de longs et tristes hivers.

Cette nouvelle nourrice, dont nous avons parlé dans un précédent mémoire, est donc la chèvre domestique ou chèvre commune, variété du genre *Capra œgagra*, chèvre sauvage qui est la souche de toutes nos chèvres.

Le genre *capra*, en histoire naturelle, se rattache à la famille des *tubicornes*, à l'ordre des *ruminants* et à la classe des *mammifères*. En astronomie, la chèvre est une étoile brillante de première grandeur, située sur l'épaule gauche du *Cocher*; suivant la fable, c'est la *Chèvre-Amalthée*, nourrice de Jupiter.

Les *Chevreaux*, sont trois étoiles de la constellation du Cocher, qui forment un triangle isocèle étroit, placé tout près de leur mère. Enfin, la *Corne d'abondance*, symbole de l'agriculture et de l'industrie, ne serait qu'une des cornes de la Chèvre-Amalthée, donnée par Jupiter aux nymphes qui auraient pris soin de sa naissance.

De toutes ces légendes mythologiques, il en ressort un fait pratique fondamental, c'est que la chèvre s'est prêtée à allaiter certains hommes dans certaines circonstances. Il en ressort un autre fait naturellement vrai, c'est que la chèvre est contemporaine de l'homme sur la terre, qu'on la rencontre partout comme pour le suivre, l'accompagner, l'aider dans sa triste destinée, toujours prête à lui rendre service, en lui offrant ses mamelles gonflées d'un lait pur et sain et placées de telle façon

qu'elle semble lui dire de son doux regard :
« prends, c'est pour toi ? »

Si nous quittons la mythologie pour
entrer dans le domaine de l'histoire contemporaine, nous trouvons la chèvre sou-
mise, mais libre comme au premier jour.

Chose non remarquée jusqu'ici, elle
manifeste son attachement, sa tendresse,
sa reconnaissance, sans abandonner aucun
de ses droits naturels. Cela tient, sans
doute, au progrès de l'agriculture qui
l'éloigne de plus en plus, en raison du
préjudice qu'elle lui occasionne en ébour-
geonnant plantes, arbustes et arbrisseaux.

En la reléguant loin de toute civilisation,
cette exclusion contribue à lui conserver
l'indépendance de sa liberté !.... Heureux
animal !.... Néanmoins, ne l'oublions pas,
elle forme un trait-d'union entre le riche
et le pauvre, entre l'homme bien portant
et le phthisique, le scrofuleux, le rachiti-
que, le lymphatique, etc., etc.

Notons aussi en passant (et ce n'est pas
un moindre service), que c'est à la chèvre
que nous sommes redevables de la dé-
couverte des propriétés si agréables du
café.

Les quelques qualités qui nous caracté-

risent, c'est donc à elle à qui nous les
devons, car ces qualités découlent particu-
lièrement de l'usage du café, substance
aussi utile à la santé, qu'agréable au moral.
L'infusion de café bien faite et modéré-
ment sucrée est une boisson extrêmement
utile, d'une saveur exquise. Aussitôt
qu'elle pénètre dans l'estomac, elle y cause
une douce chaleur, qui porte le bien-être
dans tout le corps. Elle est éminemment
digestive, stomachique ; elle accélère la
circulation, développe les facultés intellec-
tuelles, favorise la transpiration, les sécré-
tions, porte à la gaieté, aux saillies spiri-
tuelles, aux sentiments de bienveillance,
de générosité, etc. C'est la boisson favorite
des orientaux, des gens de cabinet, des
artistes, des poètes, etc.

L'opinion de plusieurs philosophes est
que l'introduction du café, au commencement du règne de Louis XIV, n'a pas peu
influé sur le développement du grand siècle.

Tous les riches qui, chaque année, vont
au Mont-Dore, chercher quelques soulage-
ments à leurs maladies somptuaires, peuvent voir des chèvres entrer dans les
principaux hôtels, accepter un morceau
de sucre ou de pain, paraître et disparaître

aux regards du riche qu'elles dédaignent,
pour rejoindre la maison du pauvre qu'elles
préfèrent.

Associée à la triste position du malheureux, la chèvre lui procure les secours les
plus prompts, les plus certains, les plus
précieux et les plus directs.

Dans son lait et ses petits, il trouve ce
qu'il faut pour alléger sa misère ou sa
souffrance.

Dans l'attachement que lui témoigne cet
animal, il trouve ce que son semblable lui
refuse ; car la misère est porte close pour
l'amitié. Le sein maternel est-il flétri par
la pénurie, le chagrin ou les maladies qui
les suivent de près? La chèvre vient au
secours de l'enfant infortuné et se com-
plaît dans cet acte de charité.

Pour le remplir dignement, elle enchaîne
sa pétulance, elle impose un frein à la
rapidité de ses mouvements : étonnante
bonté, on la voit s'approcher avec un
joyeux bêlement pour offrir ses mamelles
à la portée du nourrisson qu'elle adopte.

Elle éprouve du plaisir à lui porter le
premier aliment qu'il réclame, à satisfaire
son appétit ; elle revient à lui toujours em-
pressée, elle accourt au moindre bruit

qu'elle entend, elle s'acquitte sans cesse
de cette noble tâche avec des avantages
sensibles sur la nourrice mercenaire et on
n'a pas encore d'exemples d'accidents, de
blessures provenant du fait de la chèvre.

C'est en raison de cette inclination bienfaisante qu'il serait facile aujourd'hui pour
l'assistance publique, de remplacer les
nourrices sédentaires, les nourrices mer-
cenaires, par des chèvres-nourrices pour
allaiter les nouveaux-nés abandonnés, trou-
vés ou orphelins.

Avec quelques secours de plus, distri-
bués aux filles-mères pour diminuer le
chiffre des abandons, avec une succursale
du dépôt central dans chaque arrondissement, on arrive à un chiffre qu'on pourrait
maintenir facilement entre 30 et 35 enfants
pour chaque arrondissement et que 12 à 15
chèvres pourraient allaiter, même jusqu'au
sevrage (voir les rapports officiels de l'honorable M. Husson).

Que d'avantages immédiats ! ! ! . . . . .

Mortalité se rapprochant de plus en plus
du chiffre normal ! . . . . .

Plus de syphilis dans les campagnes ! . . . .

Plus d'estropiés ! . . . .

Moins de rachitiques ! . . . .

Moins de..... mais arrêtons-nous.....

En attendant la décision de messieurs les membres du conseil général de Paris, du conseil de surveillance, de la société protectrice de l'enfance, de l'académie de médecine à qui nous adressons respectueusement ces lignes, soumettons-nous au jugement de l'opinion publique.

Si l'assistance publique peut compter incontestablement snr la chèvre-nourrice, à plus forte raison peut-on compter sur elle pour nourrir les enfants des jeunes mères qui ne peuvent allaiter soit pour obéir à la mode, soit par nécessité de position, soit enfin pour de hautes raisons de sagesse médicale.

Sans doute, toutes les fois que la jeune mère pourra allaiter son enfant, la chèvre-nourrice ne saurait la remplacer avantageusement; mais nous voulons faire ressortir, démontrer, prouver même qu'à défaut de la propre mère pour le nouveau-né, la chèvre doit être préférée sous tous les rapports, non-seulement au biberon, mais bien à la nourrice sur lieu ou à la campagne.

De tous les mammifères, la chèvre blanche, sans cornes ou commune, est l'animal que l'instinct du pauvre, la science du médecin, ont reconnu le plus apte, le mieux conformé, le mieux disposé pour se prêter à cet acte de bienfaisance sociale.

Le pauvre a reconnu de lui-même que son enfant, privé de sa mère malade ou souffrante, trouvait dans cette nourrice, santé, force, agilité, au-delà de toute attente.

Le médecin, soucieux de ses devoirs et de l'avenir de son jeune client, a reconnu et reconnaît tous les jours de plus en plus, que le lait puisé directement dans les glandes mammaires de la chèvre, par un nouveau-né, lui est plus profitable, plus avantageux que tous les autres modes d'allaitement.

La facilité pour les nouveaux-nés, de téter la chèvre-nourrice, qui s'y prête merveilleusement, est tellement simple, si bien connue, qu'il est inutile de s'y arrêter bien longuement.

Après quelques soins, quelques prévenances pour ainsi-dire, il suffit de présenter l'enfant une fois, deux fois, rarement trois, en flattant l'animal et il prend un des trayons de la chèvre, bien plus facilement qu'il ne prend le mamelon d'une nourrice par la raison bien simple que les trayons de la chèvre sont mieux conformés que le mamelon de bien des nourrices. D'un autre côté, il est bien plus facile de se procurer un lait jeune chez une chèvre que chez une nourrice.

La chèvre peut procurer son lait toujours trois semaines après avoir mis bas ses chevreaux, tandis qu'il ne peut en être ainsi pour la nourrice mercenaire.

De plus, la chèvre donne un bon lait jusqu'au dernier mois de sa gestation, alors que dès le premier mois d'une grossesse, la nourrice ne peut offrir son sein sans danger pour le nouveau-né.

Les qualités du lait de la chèvre l'emportent de beaucoup par leur fixité sur les qualités variables du lait de la jeune mère et de la nourrice.

Analyse de MM. Vernois et Becquerel

	Jeune mère	Chèvre	Nourrice	
Eau	889.08	880.28	889.28	Pour un indifférent, ces chiffres ne disent absolument rien ; pour une personne intelligente,
Beurre..	26.66	39.43	25.03	
Caséine .	39.24	29.86	38.57	ils parlent d'eux-mêmes ; pour un
Sucre...	43.64	43.04	45.84	physiologiste, ils
Sels	1.38	7.39	1.28	disent beaucoup de choses.
	1000.00	1000.00	1000.00	

Les chiffres en plus et en moins indiquent certainement des différences que la pratique et l'observation peuvent seules interpréter dans le sens vrai.

Ainsi, le lait de chèvre contient moins d'eau que le lait de femme, il est donc un peu plus épais et doit être un peu plus nourrissant; c'est, en effet, ce que le praticien observateur remarque tous les jours. S'il contient un peu moins d'eau, il doit offrir un peu plus de substances solides, soit grasses, soit sucrées, soit salines, l'analyse l'indique en effet. Mais derrière ces chiffres, en plus ou en moins, il existe d'autres différences que le physiologiste seul peut interpréter.

Supprimez la provenance de ces diverses sortes de lait, effacez que l'analyse de l'un s'applique à la chèvre et l'analyse de l'autre à la femme, le physiologiste affirmera néanmoins que le lait le moins aqueux et le plus chargé de sels n'a pas la même origine que l'autre lait; il affirmera que l'animal qui produit l'un n'offre ni la constitution, ni le genre de vie, ni les mœurs, ni la structure de l'animal qui produit l'autre; en un mot, il pourra faire de la physiologie comparée.

Ces données, qui pourraient paraître subtiles n'ont cependant rien d'exagéré,

car nous savons que le lait, le sang des
carnivores, des herbivores, etc., offrent
des différences physiologiques tout-à-fait
caractéristiques.

Ce qu'il faut encore envisager dans ce
tableau, c'est surtout la stabilité, la fixité
qui restent constamment en faveur de la
chèvre, tandis que la composition du lait
varie à l'infini chez la femme.

Quant aux analyses de MM. Striprian,
Berzelius, Chevallier, Henri, Quevenne,
Poggiale, qui donnent la préférence, sous
le rapport chimique, au lait de jument et
d'ânesse comme se rapprochant davantage
du lait de femme, nous respectons infiniment leurs travaux analytiques; mais la
pratique fait et fera toujours, malgré nous,
fléchir leurs résultats chimiques, sans
diminuer en rien le respect que nous devons à des maîtres vénérés.

Ainsi, nous voyons tous les jours des
enfants allaités par des chèvres; mais
jamais nous n'avons vu une jument ou
une ânesse allaitant un enfant. Avouons,
du reste, tous tant que nous sommes, que
les analyses chimiques ne sont rien sans
l'analyse pratique, c'est-à-dire sans l'observation.

Aussi, pour le lait, que remarquons-
nous? Autant d'auteurs, autant d'analyses
variant avec le même auteur et le même
lait pris dans telle ou telle circonstance,
précisément chez la femme, car chez les
autres mammifères la composition ne varie
qu'avec l'alimentation; tandis que chez la
femme la composition de son lait varie
non-seulement de par l'alimentation, mais
aussi et profondément sous l'influence de
mille circonstances morales que nous ne
pouvons apprécier, ni avec notre balance
de précision, ni avec les réactifs chimiques.

Sobre et peu sujette aux maladies, la
chèvre se contente de la nourriture dé-
daignée par les autres animaux, même
des plantes vénéneuses, sans en être au-
cunement incommodée. (Daphne alpina,
euphorbia péplis, clematis vitalba, renon-
culus acris, etc., etc.)

Cette simple remarque, fondée sur l'expérience, n'a rien de surprenant de prime
à bord, parce que nous savons déjà que
plusieurs poisons végétaux et minéraux
sont, même à dose égale, mortels pour
certains mammifères et tout-à-fait innocents pour certains autres.

Nous savons aussi que certains virus

animaux, certains venins sont mortels ou innocents selon les conditions de leur introduction dans l'économie. Ainsi, le venin de la vipère peut être introduit impunément dans l'estomac et devient mortel inoculé sous l'épiderme (Charles Robin).

Mais ce que personne ne sait, ce que tout le monde ignore jusqu'ici, même notre illustre et savant ami Charles Robin, c'est que la chèvre est réfractaire au virus syphilitique !

Tous les enfants syphilisés, que pour cette raison nous avons été obligé de retirer à des nourrices contaminées, nous les avons soumis à des chèvres-nourrices qui, bien examinées, bien surveillées par nous, n'ont jamais offert le moindre symptôme syphilitique.

Depuis cinq années d'expérience sur l'espèce commune à cornes ou sans cornes, elle nous apparaît complètement réfractaire à la syphilis, malgré les cas caractéristiques et malheureusement trop nombreux qui lui ont été présentés.

Ce n'est donc pas sans raison que nous venons joindre notre faible voix à celles plus autorisées de médecins célèbres qui conseillent ce mode d'allaitement comme infiniment préférable à certaines nourrices et, si notre voix n'a pas l'autorité que pourrait lui donner un caractère plus grandement officiel, on ne saurait cependant lui refuser une autorité pratique, la seule vraiment officielle, si on veut bien se représenter les conditions exceptionnelles dans lesquelles elle cherche à se faire entendre. Remarque toute nouvelle et bonne à noter, la chèvre se prête admirablement aux besoins de la syphiliothérapie des nouveaux-nés et à plus forte raison aux besoins multiples de la thérapeutique du premier âge.

Elevée en domesticité avec soin et douceur, la chèvre s'accommode très-bien de la stabulation, à la condition de lui rogner, une fois l'an, la corne de ses pieds que le manque d'exercice laisse croître démesurément.

Sa nourriture est des plus frugales, elle mange de tout, et vit là où tout autre animal ne saurait trouver à vivre.

Elle coûte à nourrir en moyenne 0 fr. 50 c. par jour et donne neuf à dix mois de l'année deux litres au moins d'un excellent lait, sans odeur quand elle est tenue proprement; ce qui est très-facile.

Au printemps, en été, elle préfère les fourrages frais, feuilles, bourgeons, sommités, etc., dans la proportion de dix kilog. par jour.

En hiver, deux kilog. et demi de bon fourrage sec ou le même poids en graines, feuilles, racines, avoine, son, légumes cuits, etc., l'entretiennent dans d'excellentes conditions.

Libre, elle demande à se rapprocher du mâle en septembre, octobre ou novembre, par des signes non équivoques de gaieté lubrique.

En stabulation, bien nourrie, elle demande à s'en rapprocher en toute saison ; ce qui permet d'avoir du lait en tout temps et toujours, à la condition d'avoir plusieurs chèvres, comme pour les hôpitaux par exemple. Après cinq mois, elle met bas deux chevreaux, quelquefois trois, mais le plus ordinairement deux. Parfois, dans ce moment critique, une primipare a besoin d'être aidée pour sa délivrance et, si on remarque une vive rougeur autour de la vulve, il est bon de la lui bassiner deux ou trois fois par jour avec une décoction de feuilles de mauves.

Quand elle a mis bas, on lui laisse ses

chevreaux trois semaines au plus et le commerce de la ganterie ou de la boucherie les réclame pour 6 fr. chacun, en moyenne.

Neuf ou dix mois de l'année on peut donc utiliser le lait de la chèvre, soit pour l'allaitement direct et complet, soit pour l'allaitement mixte, c'est-à-dire partagé avec la mère ; soit enfin pour l'allaitement artificiel, avec cet avantage que l'on peut traire le lait au fur et à mesure des besoins ; ce qui est bien préférable au biberon alimenté par le lait de Paris.

De quelque manière que l'on envisage la question, elle offre d'immenses avantages pour les grands hôpitaux des grandes villes et à plus forte raison pour le public en général.

Dans l'allaitement direct par la chèvre-nourrice, la mère peut prodiguer à son enfant tous les soins maternels à l'exception de son sein ; mais en dehors de là, elle reste sa mère, elle peut le couver tout à son aise. Une nourrice étrangère ne lui détourne pas le premier sourire, ce sourire primitif, indice visible de l'union de l'âme de l'enfant avec celle de sa mère !

Le premier baiser, c'est encore la mère qui le reçoit. Avant même qu'il ne puisse

se manifester, elle peut l'appeler, le solli-
citer, le voir venir, le savourer, le boire
en un mot.

Une nourrice étrangère, au contraire,
attend que ce baiser vienne, souvent même
elle le retarde et quand il vient à se mon-
trer sur les lèvres de l'enfant où personne
ne l'attend, il se perd dans l'espace à la
recherche de sa propre mère qu'il cherche
en vain, mais dont-il rencontre quelquefois
l'évocation: tant est puissant ce faible signe
harmonique!...

Voilà pour le côté moral dans sa plus
simple expression; un exposé plus long,
plus circonstancié, aurait l'inconvénient,
selon nous, d'altérer le parfum des sentiments maternels.

Physiquement parlant, le nouveau-né,
allaité par une chèvre nourrice, deviendra
fort et robuste. Il ne participera ni aux vices
de tempérament, ni à ceux du caractère
qu'il sucerait avec le lait d'une nourrice.

Les maladies du corps et de l'âme, les
passions, tout passe dans le sang, et le lait,
qui en est la partie la plus essentielle, est
reçu par l'enfant qui reçoit en même temps
le germe des infirmités et des passions de
la nourrice.

Joignez à cela, la cupidité qui engage la nourrice des campagnes à allaiter plusieurs enfants.

Elle commence par le sien ; mais, entraînée par l'appât du gain, elle se persuade que son enfant est en état d'être sevré ; elle le prive de son lait, qui lui serait encore nécessaire, pour le vendre à un étranger. Cet infortuné devient faible, languissant et succombe. Mais elle n'impute pas la perte de son enfant à sa cupidité ; deux victimes au lieu d'une seule, sont donc souvent le résultat de l'allaitement à la campagne.

De ce chef, sur cent femmes qui se livrent à l'industrie des nourrices, trente-trois perdent leur propre enfant. (Docteur Monot). D'un autre côté, l'infidélité des nourrices qui ne veulent pas découvrir leur état de grossesse, dans la crainte de perdre le salaire qu'elles retirent d'un autre enfant, est encore un inconvénient des plus graves.

Si elles deviennent enceintes, elles perdent leur lait et la qualité du peu qui leur reste est profondément altérée.

Si elles tombent malades, le même inconvénient a lieu en donnant à l'enfant un lait pernicieux.

D'autres fois, elles le confient à une voisine officieuse en attendant la guérison.

Ne doit-on pas compter encore pour beaucoup les risques que court l'enfant, si sa nourrice est dérangée dans sa conduite, ou si le mari a vécu ou vit encore dans la débauche ?

Enfin, nous n'en finirions pas si nous voulions énumérer toutes les causes morbides qui découlent de l'allaitement mercenaire.

La chèvre-nourrice remédie à tout cela et n'a d'autre inconvénient que celui du préjugé ennemi de toute saine raison.

Ce préjugé est d'autant plus triste qu'il ne règne que dans les classes riches, car dans les classes pauvres il n'a jamais existé.

Vraiment, il n'y a qu'une opposition, systématique ou un esprit contraire à toute amélioration, ou une centralisation excessive qui pourrait empêcher les administrations de tous pays d'essayer ce moyen, insensiblement, graduellement, mixte d'abord avec les nourrices sédentaires, puis enfin plus en grand et de plus en plus selon les résultats qui ne peuvent être douteux puisque la pratique les confirme.

Malheureusement il existe au fond de nos mœurs administratives, une force de résistance et un serre-frein de routine dont aucune amélioration bonne ou mauvaise ne peut avoir raison.

Le temps lui-même, pour avoir raison de quelques-unes de ces résistances, est obligé de produire des commotions, comme les volcans sont obligés de déchirer les flancs du sol, pour favoriser la dilatation de gaz trop comprimés.

La volonté, le bon vouloir, la toute puissance, appartiennent aux administrations; le savoir-faire, nous le revendiquons et l'offrons volontiers sans arrière pensée ni désir en quoique ce soit.

Tous les médecins des campagnes, tous ceux des pays pauvres, montagneux, toutes les sages-femmes, la plupart des célébrités médicales sont unanimes pour reconnaître l'utilité de la chèvre.

Mais, pour faire qu'un bon exemple puisse cheminer de bas en haut, que de peines, que de temps!... alors qu'un mauvais nous arrive si vite de haut en bas.

Cependant en Russie, en Moscovie, où les hommes sont forts et robustes, où ils vivent longtemps, où ils soutiennent très-bien les fatigues du travail et celles de la guerre, tous les enfants ou presque tous, ceux des princes, comme ceux du peuple, sont élevés, en grande partie, avec du lait de chèvres, de rennes ou d'autres mammifères.

Personne ne devrait ignorer l'exemple de cette chèvre dont l'instinct la conduisait tous les jours au berceau d'un enfant pour l'allaiter! (Guérin, tome VI, page 202).

Les exemples sont tellement multiples dans tous les genres que, selon M. Boyzy, médecin-vétérinaire, instruit et des plus intelligents, demeurant à Gannat (Allier), il n'est pas rare de voir des poulains allaités par des chèvres.

Certains éleveurs trouvent même avantageux de soustraire les veaux à leur mère naturelle pour les faire élever par des chèvres (Bénion).

Physiquement et moralement, la chèvre offre donc un avantage marqué sur une nourrice étrangère, car son lait sera toujours sain, toujours abondant, sans crainte d'être altéré ou modifié en quoi que ce soit, puisqu'elle est extrêmement peu sujette aux maladies. Il est vraiment triste de constater que cette question si visible-

ment sérieuse puisse éprouver tant de
difficultés pour être comprise par les personnes officielles ! Il suffirait d'un exemple
émanant d'en haut, pour que tout de suite
elle devint la règle et non l'exception.

A quelle époque, enfin, commencerons-
nous à nous occuper de l'intérêt général,
tout en conciliant notre intérêt particulier?...

Notre égoïsme est tellement incarné que
l'initiative privée évite d'entreprendre quoi
que ce soit qui pourrait tourner au profit
d'autrui, même quand elle doit recueillir
sa cote-part !...

Pauvre France !.... et dire qu'il faut
gémir sur ceux qui pouvant t'être utiles te
font tant de mal, et gémir encore sur ceux
qui te voulant du bien ne peuvent y parvenir !....

Le surplus du lait de la chèvre (car l'enfant ne consommera pas tout), viendra
comme surcroît alimenter la famille et la
dispenser de recourir au lait falsifié.

Admettons qu'elle puisse coûter en
moyenne 100 fr. toute dressée et 0 fr. 50 c.
de nourriture chaque jour: soit en tout
280 fr. pour dix mois.

En retour, elle procurera tous les avantages que nous avons énumérés et évitera tous les inconvénients que nous avons signalés.

Après neuf ou dix mois de services rendus, son prix d'achat et celui de sa nourriture seront grandement compensés.

Mais, de plus, on pourra la céder à des conditions qui ne feront que croître jusqu'à l'âge de dix ans.

Mais si la chèvre a allaité ou nourri deux enfants, deux jumeaux, comme cela arrive fréquemment, regrettera-t-on l'achat et la nourriture d'une chèvre qu'on pourra revendre plus cher qu'elle n'aura coûté?... On la revendra d'autant plus cher qu'elle aura été meilleure nourrice!... Malheureusement, ainsi va de nous et de nos serviteurs.

L'intrigant caresse l'homme simple, le grand sourit au petit, le fort protége le faible, mais toujours en raison de l'avantage que chacun espère en retirer; le profit obtenu, tout change et c'est le contraire qui se manifeste ensuite!

Oh! naïf orgueil de la suprême ignorance!...

Oh! égoïste humain!...

De tous les contes fantastiques que les anciens se sont plu à répandre et que les

modernes propagent touchant les qualités
du lait de la chèvre et les inclinations
qu'il communique à ceux dont il a formé
la nourriture exclusive, il reste un fait
certain, c'est que ce lait est plus tonique,
plus excitant que celui des autres mammifères et par conséquent meilleur pour
ainsi dire que celui de la femme.

Comme économie, qui n'est pas à dé-
daigner, elle est notable et facile à constater :

Une nourrice sur lieu, ne coûte pas
moins de 100 fr. par mois, nourriture
comprise, sans faire entrer en ligne de
compte les cadeaux multiples et obliga-
toires.: soit 1,000 fr. pour dix mois.

La chèvre-nourrice, comme cadeaux, ne
réclame que des soins, des attentions, de
douces caresses dont elle sera toujours
reconnaissante.

Mais l'homme, qui se détruit chaque
jour plutôt qu'il ne meurt, est plus disposé à accueillir ce qui flatte ses passions,
que d'étudier ce qui pourrait le rendre
fort et lui racheter tous ses péchés origi-
nels! . . . .

Il est évident que daims, chamois, cerfs,
chevreuils, chevrotains, chèvres, qui en li-

berté broûtent les sommités fleuries des plantes odoriférantes : thym, sauge, serpolet, chèvre-feuille, clématite, etc., les bourgeons, les graines des graminées, labiées, ombellifères etc., se fabriqueront des nerfs avec un sang chaud, tandis que les herbivores proprement dits, se fabriqueront des muscles, de la graisse, avec un sang tempéré.

« Dis-moi ce que tu manges, a dit Brillat-Savarin, je te dirai qui tu es ! »

La physiologie nous indique en effet la manière certaine de faire à volonté de la graisse, des muscles, des nerfs chez les animaux domestiques ; les éleveurs le savent et savent encore mieux en tirer parti à leur profit.

Les Anglais avec leur cheval de course et les Normands avec le cheval de trait, en donnent un exemple frappant.

Mais, pour l'espèce humaine, pour nos enfants, nous ne savons produire que..... ..... nous produisons quoi.......... le crétinisme ! ! !.....

Nous avons des concours pour primer des légumes, des plantes, des animaux ; mais pour nos enfants nous avons des cimetières, nous avons des faiseuses ..... d'anges ! ....

Nous dépensons des millions chaque
année pour les envoyer mourir à la campagne et pour y semer la syphilis ! . . . . .
ceux qui survivent sont impropres au service militaire ; quand aux jeunes filles,
elles ne sont pas précisément ce qu'elles
pourraient-être ! . . . . .

Par la stabulation et l'alimentation, la
propriété excitante du lait de chèvre se
modifie à volonté, mais en raison de notre
dégénérescence physique et morale, cette
modification ne sera pas souvent nécessaire. . . . malheureusement . . . . .

Sans rien lui enlever de ses qualités na-
turelles, il convient donc déjà merveilleusement pour les enfants issus de parents
lymphatiques, scrofuleux, etc., dont le nom-
bre n'est pas minime.

Si on veut bien convenir ensuite que
nous sommes obligés de construire à grands
frais de grands hôpitaux sur les bords de
la mer pour chercher à modifier un peu
les constitutions scrofuleuses, on verra que
nous sommes dans le vrai et qu'il vaudrait
bien mieux chercher à prévenir les causes
que de chercher à y remédier quand il
n'est plus temps.

Si au lieu de puiser quarante-cinq mil-

lions dans la bourse du pauvre pour construire une belle nécropole (nouvel Hôtel-
Dieu) dont les murs vont bientôt respirer,
aspirer, suer et resuer la mort et dont
chaque lit reviendra à cent mille francs
(450 lits), si on employait seulement le
prix d'un seul lit pour mettre en pratique
le moyen que nous proposons, les résultats seraient bien différents!. Si, d'un autre
côté, on veut bien admettre, ce qui est
vrai, qu'en domesticité, en stabulation, bien
nourrie avec des racines sucrées, amyla-
cées, des herbes cuites, du son, de la fa-
rine humectée, les qualités du lait de chèvre viendront à se modifier avantageusement pour la constitution des enfants issus
de parents nerveux, sanguins, impression-
nables, on aura le cercle complet de la vie
humaine, les *desiderata* de notre société
actuelle.

Est-il nécessaire maintenant d'énumérer
de nouveaux développements en faveur des
améliorations tant physiques que morales
que peut nous procurer la chèvre-nourrice
pour l'allaitement direct et complet, mixte
ou artificiel?

De deux choses l'une : la chèvre-nourrice convient ou ne convient pas pour l'al-

laitement direct, complet, avec ou sans le concours de la propre mère.

Si elle convient seulement sous un seul rapport, à plus forte raison, convient-elle pour les allaitements mixtes et artificiels?.

Si elle ne convient pas du tout, il faut nier que nous voyons tous les jours des chèvres distribuant à domicile leur lait si recherché; il faut nier que pas une seule personne n'a jamais été allaitée directement par une chèvre; que pas une seule mère ne s'est fait aider par une chèvre pour allaiter son enfant; il faut nier enfin l'évidence la plus évidente, car tout lecteur de près ou de loin, n'est pas sans connaître une ou plusieurs personnes qui ne doivent leur bonne constitution physique et morale à l'intervention de la chèvre-nourrice.

Les meilleurs esprits reconnaissent et constatent que nos institutions ont besoin d'être améliorées; chacun le répète sans cesse et nous sommes tous d'accord, mais au moins commençons donc par le commencement, commençons par moins mourir au seuil de la vie et par notre faute!.

Commençons par améliorer notre physique et notre moral qui en ont tant besoin et tout cela déjà tout simplement par l'intervention bien comprise, bien raisonnée de la chèvre qui a fait ses preuves ! Elle suppléera en effet la jeune mère absente ou malade ; elle l'aidera si la tâche est au-dessus de ses forces en donnant directement son lait tout le jour et la mère la nuit, ou bien enfin, elle permettra d'utiliser son lait toujours frais, toujours pur, la nuit comme le jour au fur et à mesure des besoins.

Une personne honorable nous a objecté que dans les grandes villes, l'emploi de la chèvre ne serait praticable que *extrà-muros* et que le logement d'une chèvre *intrà-muros* serait impossible.

A cette objection, nous répondrons qu'il n'est pas plus difficile de loger, de nourrir *intrà-muros*, une chèvre naturellement propre et de la plus grande utilité, qu'un chien de forte taille souvent très-inutile et dont la propreté laisse toujours à désirer.

Dailleurs, les grandes villes depuis longtemps possèdent *intrà-muros* des chèvres qui servent soit à promener les enfants soit à promener leur lait à domicile.

L'épreuve de la domesticité, de la stabulation, de la nourriture, du logement est donc faite dans les grands centres comme dans les campagnes.

Il ne s'agit donc plus que de faire admettre qu'on peut utiliser la chèvre très-avantageusement sous tous les rapports, toutes les fois que la jeune mère ne peut allaiter elle-même son nouveau-né! et puis, enfin, vouloir c'est pouvoir; notre tâche est remplie, que Dieu protége notre idée!

Sans franchir les bornes de la discrétion, nous pourrions citer des exemples à l'infini et pris au hasard; nous nous contenterons de donner le suivant :

Mme B...., à Neuilly-le-Réal (Allier), à l'âge de vingt ans, est accouchée, le 2 juillet 1852, de deux enfants jumeaux de sexes dffférents. Ces enfants étaient nés faibles, délicats, le garçon un peu plus fort que la fille qui ne pesait que six cent vingt-cinq grammes.

Mme B.... d'une bonne et forte constitution, voulut nourrir ses deux enfants.

Pendant deux mois elle put suffire à cet allaitement; mais les enfants en profitant étaient devenus voraces, alors pour venir à son aide et à son insuffisance de lait, on lui donna pour auxiliaire une chèvre ayant un mois de lactation.

La mère et la chèvre, à partir de ce jour, ont nourri les deux enfants à tour de rôle. On tenait les deux enfants sous la chèvre, ils tétaient simultanément à qui mieux mieux. Ensuite, la chèvre s'y prêta à tel point que, d'elle-même, elle leur donnait à téter.

Elle en était même arrivée à sauter sur le lit pour arriver plus vite près de ses nourrissons. Cependant, on la tenait proprement dans un endroit assez éloigné de la chambre des enfants et il fallait monter une vingtaine d'escaliers pour y arriver.

Les enfants ont été nourris de cette manière, l'un onze mois, l'autre douze. Ils sont bien portants, les voilà à vingt-huit et en bonne santé.

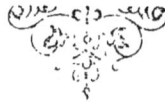

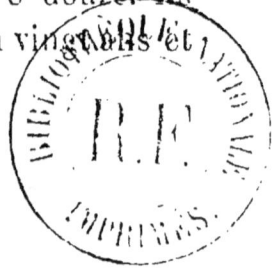

GANNAT. — IMP. D. DAUBOURG.

www.ingramcontent.com/pod-product-compliance
Lightning Source LLC
Chambersburg PA
CBHW050546210326
41520CB00012B/2732